AF500330

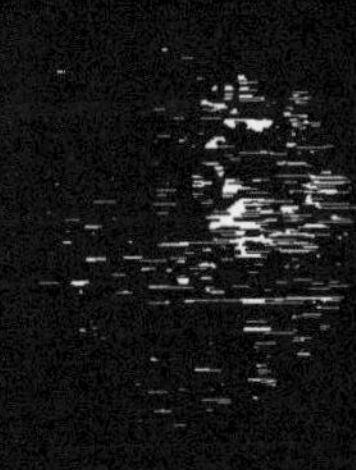

PUBLICATIONS DU *PROGRÈS MÉDICAL*

QUADRICEPS CRURAL

PAR

Le Dr Paul POIRIER

Professeur agrégé de la Faculté,
Chef des travaux anatomiques,
Vice-président de la Société anatomique.

PARIS

Aux Bureaux du PROGRÈS MÉDICAL
14, rue des Carmes, 14

E. LECROSNIER et BABÉ
LIBRAIRES-EDITEURS
Place de l'École-de-Médecine

1888

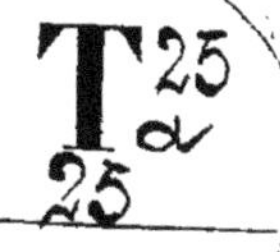

QUADRICEPS CRURAL

La description, actuellement classique en France, d'un triceps crural composé du droit antérieur, du vaste interne et du vaste externe, n'est point conforme à la réalité des faits anatomiques.

La vérité est que la partie antérieure de la cuisse présente un muscle triceps composé de trois portions (vaste interne, vaste externe, crural) distinctes, et un muscle droit antérieur qui ne se confond avec le muscle triceps qu'inférieurement, au niveau d'un tendon commun, à quelques centimètres au-dessus de la rotule.

Les anciens anatomistes, depuis Sylvius, Columbus, Riolan, Spigel, Winslow, Albinus, etc., etc., décrivaient, à la région antérieure de la cuisse, quatre muscles distincts : droit antérieur, vaste interne, vaste externe et crural. C'est, je crois, Sabatier qui, le premier, eut l'idée de réunir les deux vastes et le crural en un

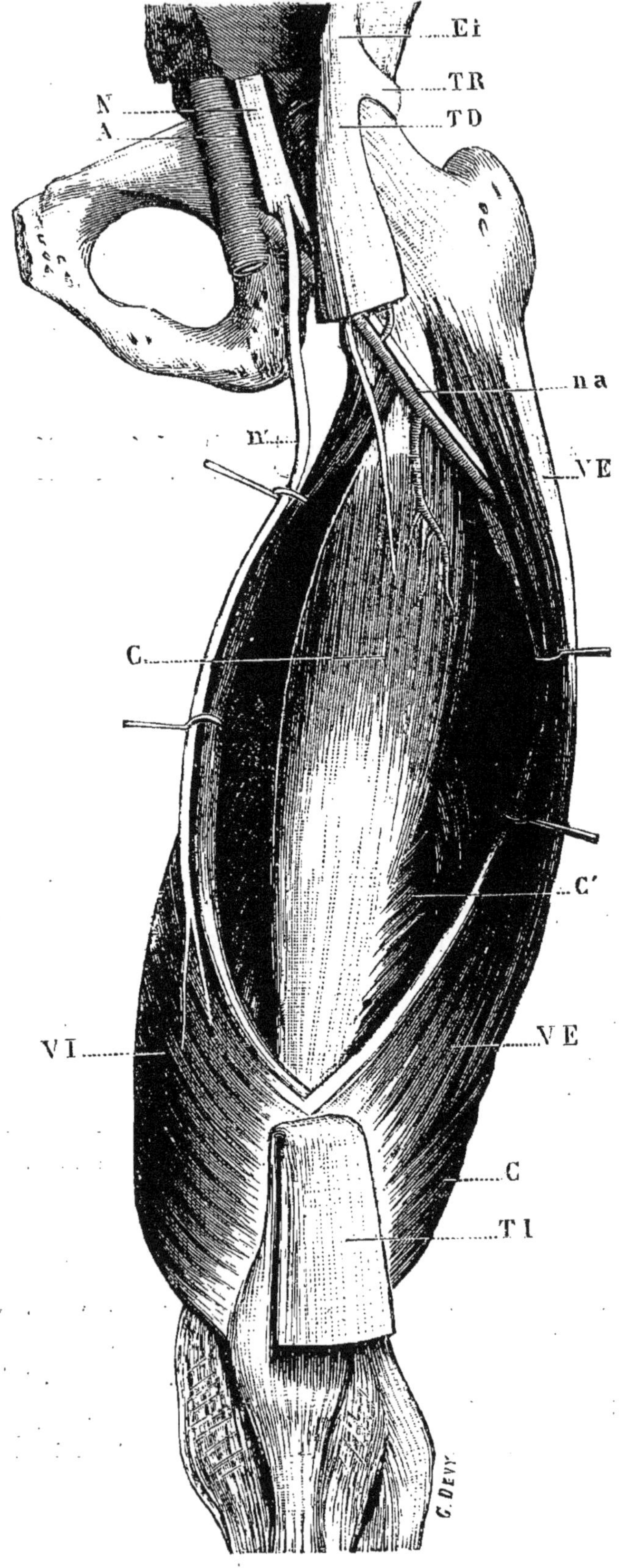

Fig. 1. — Quadriceps crural.

seul muscle à trois chefs, le *triceps crural*; Portal, Chaussier, Dumas, Boyer, Bichat, Marjolin, etc., etc., adoptèrent la description de Sabatier.

Jusqu'en 1830, on décrivit donc deux muscles extenseurs de la jambe, le triceps et le droit antérieur.

Vers cette époque, Cruveilhier réunit en un seul les deux muscles extenseurs, ajoutant le droit antérieur aux trois portions du triceps. L'idée était heureuse.

Le muscle quadriceps crural était ainsi créé; malheureusement Cruveilhier eut en même temps la fâcheuse inspiration de supprimer un des chefs du triceps, le crural, pour le rattacher au vaste interne. Or, ces deux chefs sont toujours séparés par la face interne du fémur libre d'insertions musculaires sur toute sa hauteur et presque toute sa largeur (Voir *fig.* 2). Nos maîtres anciens avaient raison de décrire le crural et le vaste interne comme deux chefs séparés; et la très grande majorité des anatomistes étrangers a adopté cette manière de voir en décrivant un quadriceps extenseur dont les quatre chefs, aisément séparables, sont: 1° le droit antérieur; 2° le vaste externe; 3° le vaste interne; 4° le crural.

En effet, on trouve à la région antérieure de la cuisse un muscle droit antérieur et un muscle triceps; à la partie inférieure de la cuisse ces deux muscles se réunissent en un tendon commun; et l'ensemble de la masse musculaire mérite parfaitement le nom de quadriceps crural sous lequel on la décrit partout.

Bien que, les faits parlant hautement, il n'y ait point lieu d'insister sur la nécessité de ce retour aux vues exactes de nos maîtres anciens, j'invoquerai encore le témoignage de l'anatomie comparée qui nous montre assez souvent quatre chefs isolables à l'extenseur de la jambe.

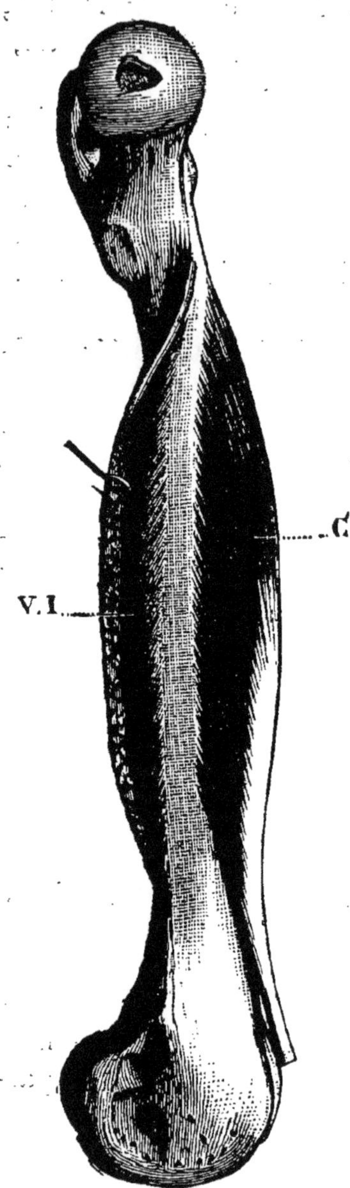

Fig. 2. — Face interne du fémur libre de toute insertion musculaire.

— **Je m'étonne que le sens anatomique, si exercé, de M. Testut se soit laissé surprendre sur ce point et qu'il ait conduit le professeur de Lyon « à repousser formellement, en anatomie humaine du moins, l'expression de quadriceps », qu'il n'admet que pour quelques cas anormaux. Si M. le Pr Testut veut bien reprendre l'étude de la question, il constatera aisément que l'anatomie humaine ne se sépare point de l'anatomie animale, à la cuisse pas plus qu'ailleurs, et cette constatation ne sera point pour affliger l'auteur des** ***Anomalies musculaires.***

Les insertions du quadriceps fémoral peuvent être ainsi résumées :

Le droit antérieur s'insère en haut à l'os iliaque par deux tendons.

Le vaste externe s'insère à la moitié supérieure de la lèvre externe de la ligne âpre.

Le vaste interne s'insère à la lèvre interne de la ligne âpre.

Le crural, compris entre les deux précédents, s'insère à la face antérieure et à la face externe du fémur.

Si, maintenant, on pénètre dans le détail de la constitution de ces muscles et de leurs insertions, voici ce que l'on trouve sans grande peine.

DROIT ANTÉRIEUR.

Syn. Nonus tibiam moventium : *Vésale.* — Nonus tibiæ musculus : *Columbus.*— Rectus gracilis : *Riolan.* — Extendentium tibiam secundus, rectus: *Spigel.* — Rectus femoris : *Cowper*, *Sœmmering.* — Rectus : *Douglas.* — Rectus cruris : *Albinus.* — Droit antérieur crural : *Bichat.* — Ilio-rotulien : *Chaussier*, *Dumas.*

C'est un muscle fusiforme, aplati d'avant en arrière, occupant la partie antérieure et moyenne de la cuisse. (*fig.* 1). Il s'attache en haut à l'os iliaque par deux forts tendons : l'un, gros, arrondi, continuant la direction du muscle (T D), se fixe solidement à l'épine iliaque antérieure et inférieure (E I) et à la surface rugueuse qui est au-dessous de cette épine ; l'autre (T R), aplati, se séparant du précédent à deux centimètres au-dessous de l'épine iliaque, gagne et parcourt, par un trajet curviligne, la gouttière qui surmonte le quart supérieur du pourtour de la cavité cotyloïde pour aller s'insérer sur l'os à l'extrémité postérieure de cette gouttière et en partie aussi sur la capsule fibreuse de l'articulation coxo-fémorale. Le premier de ces tendons a reçu le nom de tendon *direct*, le second celui de tendon *réfléchi.*

Roger Williams, dans une très consciencieuse étude du quadriceps fémoral (Journ. of. anat. a. phys. 1878-79, t. XIII, p. 204), fait remarquer que l'importance du tendon réfléchi n'a pas été mise en suffisante évidence. Pour l'auteur anglais, le chef réfléchi constitue le tendon véritable, et ce que l'on appelle d'ordinaire le tendon direct n'est point un véritable tendon, mais un trousseau de tissu celluleux condensé. A l'appui de son assertion, R. Williams invoque l'aspect rougeâtre que prend le tendon direct après qu'il est resté dénudé quelques instants, — la structure histologique de ce tendon, qui est composé d'un *tissu celluleux* condensé, riche en fibres élastiques, — enfin son développement plus tardif chez le fœtus, où le tendon réfléchi apparaît d'abord et garde longtemps un volume prédominant.

J'ai contrôlé les assertions de R. Williams sur un grand nombre de sujets d'âges divers; elles m'ont paru exactes, mais en partie seulement. Le tendon réfléchi est d'apparence plus brillante, plus nacrée, en un mot plus tendineuse que le droit; il est du reste très difficile de dégager complètement le tendon droit d'une cloison aponévrotique qui l'enveloppe et le relie au fascia lata. Cependant, par une dissection attentive, plus fructueuse lorsque le tendon a séjourné dans une solution légère d'acide acétique ou de potasse qui le ramollit et le gonfle, on constate très aisément la continuité, jusqu'à l'épine iliaque, de certaines fibres musculaires avec les fibres du tendon direct. Ces fibres charnues qui se continuent avec le tendon direct appartiennent surtout au plan antéro-externe du muscle droit. Les faisceaux musculaires profonds et internes sont continués par des fibres tendineuses qui s'incurvent en dehors pour former le tendon réfléchi. Ces deux plans sont malaisés à dégager; car leurs fibres s'entre-croisent au niveau du point où les deux tendons se séparent. — Un tissu cellulo-adipeux occupe le V circonscrit par l'écartement des deux chefs. Le tendon dit *réfléchi* m'a souvent paru plus fort que le tendon *direct*, et particulièrement sur les sujets nouveau-nés (en ce dernier point l'observation de R. Williams est juste), bien qu'il passe pour beaucoup moins fort que le tendon direct et que quelques auteurs ne lui donnent que le nom de languette ou d'expansion. Mais je ne saurais souscrire à la conclusion qui tend à faire du tendon réfléchi le tendon vrai du muscle, à l'exclusion du tendon droit : en effet, le tendon direct est constitué manifestement par un très grand nombre de fibres tendineuses en continuité directe avec le plan antéro-externe des fibres charnues du muscle.

J'ai prié mon savant ami M. Retterer de bien vouloir me renseigner sur la structure histologique de ces deux tendons. Voici la note qu'il m'a remise : « Le tendon direct et le tendon réfléchi ont la même structure élémentaire ; ce sont des faisceaux tendineux avec nombre égal de fibres élastiques. Comme seule différence, on constate que les faisceaux tendineux secondaires du tendon réfléchi sont subdivisés en faisceaux plus petits par le tissu conjonctif enveloppant. »

D'ailleurs, cette division d'un tendon en plusieurs chefs est l'histoire ordinaire de la plupart des muscles, qui ont une insertion juxta-articulaire. Et je ne saurais mieux comparer l'insertion bifurquée du droit antérieur qu'en la rapprochant de l'insertion que j'ai démontrée pour les jumeaux au tubercule sus-condylien par un tendon direct et à la fossette de la face cutanée du condyle par un tendon réfléchi ; l'analogie est d'autant plus frappante, qu'il y a entre les tendons directs et les tendons réfléchis de ces muscles même différence d'aspect et de structure.

Cette multiplicité des insertions juxta-articulaires par des tendons qui gagnent l'os sous des angles différents est le fait d'une nécessité physiologique. « La plupart des muscles qui vont s'insérer au pourtour d'une articulation douée de mouvements étendus et énergiques ont une insertion multiple à tendons divergents. C'est ainsi que le demi-membraneux s'insère sur l'extrémité supérieure du tibia par une griffe tendineuse disposée de telle sorte que la force du muscle agisse spécialement par l'une ou par l'autre des branches de

*

cette griffe, suivant l'attitude de la jambe. Dans l'extension complète, ou presque complète, qui correspond à la station debout, la branche directe, c'est-à-dire descendante et verticale, est parfaitement et solidement disposée pour transmettre au tibia la force musculaire ; il n'en est point ainsi pour la branche qui se réfléchit horizontalement et se repose pour ainsi dire dans la gouttière du condyle tibial interne (n'est-ce point là une insertion parfaitement identique à celle du droit crural ?). Mais, lorsque la flexion de la jambe se prononce, pour que l'insertion directe descendante ne coure pas des risques notables de décollement, elle est soulagée puis suppléée par la branche horizontale que la flexion a placée dans le prolongement de l'axe musculaire, et qui devient, pour le moment, l'unique tendon employé du demi-membraneux. » (Poirier, Anat. du genou, 1886). — Lorsque le bassin est fléchi sur la cuisse, ce n'est plus le tendon direct, mais bien le tendon cotyloïdien (dit réfléchi) qui continue en ligne droite la direction des fibres musculaires, tandis que le tendon direct est devenu curviligne, à concavité antérieure, *réfléchi*, inoccupé.

Isenflamm (Anat. Untersuch, 1822, p. 83) décrit une bourse muqueuse entre le tendon réfléchi et la gouttière cotyloïdienne. Cet organe séreux doit être bien rare ; car je ne l'ai jamais rencontré, bien que je l'aie cherché sur une vingtaine de sujets.

Le tendon supérieur du droit antérieur s'aplatit en descendant et s'étale sur la moitié antérieure et supérieure du muscle en une large aponévrose, en même temps qu'il forme dans le corps du muscle une sorte de raphé fibreux duquel naîtront les fibres musculaires. Celles-ci se détachent de la face postérieure de l'aponévrose et des bords du raphé : toutes se portent en bas et en arrière, en décrivant une demi-siprale, les internes de dehors en dedans, les externes de dedans en dehors ; elles gagnent ainsi la face postérieure du muscle où elles se terminent sur la face antérieure de l'aponévrose de terminaison. Celle-ci occupe les deux tiers inférieurs de la face postérieure du muscle ; elle se rétrécit en descendant et devient ainsi le tendon inférieur, aplati, du droit antérieur (TI). Ce tendon descend au-devant des tendons réunis des vastes interne et externe, recevant par ses bords les fibres les plus superficielles de ces muscles qui empiètent plus ou moins sur sa face antérieure, et il va s'insérer, comme je le dirai plus loin, au bord antérieur de la base de la rotule et à la moitié supérieure de la face antérieure de cet os.

Les fibres charnues du droit antérieur, divergentes lorsqu'elles quittent le tendon supérieur, convergent vers le tendon inférieur, si bien que le muscle est formé de deux moitiés symétriques, que sépare en avant une ligne cellulo-graisseuse plus ou moins accusée. Les fibres charnues de ce muscle ont toutes une longueur sensiblement égale ; car celles qui se détachent de la partie supérieure de l'aponévrose antérieure se terminent à la partie supérieure de l'aponévrose postérieure ; les inférieures vont aussi de la partie inférieure d'une aponévrose à la partie inférieure de l'autre ; ces fibres ont une longueur de 15 à 20 centimètres environ.

Les vaisseaux et nerfs du droit antérieur pénètrent ce muscle par son bord interne ou par sa face postérieure, vers la portion moyenne du corps charnu.

TRICEPS FÉMORAL.

Ce muscle présente supérieurement trois parties bien distinctes : aussi a-t-il été considéré par la plupart des anatomistes comme formé par la réunion de trois muscles qui, en raison de leur importance, doivent être décrits séparément.

Synon: Vastus externus, vastus internus, cruralis: *Albinus*, *Sœmmering*. — Vastus externus, vastus internus, crureus seu femoreus: *Cowper*. — Vastus externus, vastus internus, crureus: *Riol.*, *Douglas*. — Vaste externe, vaste interne, crural: Winslow, Boyer, Portal, Bichat, etc.

Muscle vaste externe. — Lorsque le muscle droit antérieur a été enlevé, on est en présence des trois portions du triceps: confondues inférieurement, tant par les échanges de fibres charnues que par le tendon commun qui les reçoit, ces trois portions peuvent cependant être séparées sans grande difficulté. Le vaste externe est toujours séparé du crural par ses vaisseaux et nerfs qui s'engagent dans son bord interne à la partie supérieure de la cuisse. Si donc l'on prend pour guide ces vaisseaux qui naissent de la grande musculaire ou de la circonflexe (na, *fig*. 1), il suffira d'écarter avec le manche du scalpel les corps charnus qu'ils séparent pour isoler le vaste externe dans ses deux tiers supérieurs. Plus bas, la séparation deviendra difficile et même impossible; car le vaste externe et le crural, nettement séparés à la partie supérieure de la cuisse, échangent vers le tiers inférieur de nombreux faisceaux charnus. Chaque fois qu'il m'est arrivé de disséquer ces muscles, mon étonnement s'est renouvelé qu'on n'eût pas réuni le crural au vaste externe, dont il est bien plus difficile de le séparer que de l'interne.

Le vaste externe forme une masse musculaire, épaisse et plate, de figure losangique, dont les fibres descendent à peu près en ligne droite au côté externe de la cuisse. Il s'insère en haut: 1° sur la crête rugueuse horizontale qui limite inférieurement la face externe du grand trochanter; 2° sur une crête rugueuse verticale qui embrasse en dedans l'insertion du petit fessier sur le bord antérieur de la même éminence; 3° sur la branche externe de bifurcation supérieure de la ligne âpre, en dehors du tendon du grand fessier ; 4° à la *moitié supérieure* de la lèvre externe de la ligne âpre ; 5° à la cloison intermusculaire externe. Toutes ces insertions se font par une large et solide aponévrose qui recouvre toute la face externe du muscle.

Au-dessous de cette aponévrose, le vaste externe s'insère encore par des fibres charnues à la partie la plus élevée de la face externe du fémur et par un faisceau triangulaire à la partie la plus élevée de la face antérieure de l'os. L'étendue de ces insertions charnues est très variable ; en général, elle est fort petite, et le vaste externe reste séparé du crural par une bande osseuse libre de toute insertion et large de 5 à 10 millimètres ; dans des cas assez rares, ces muscles rapprochent leurs insertions et se confondent à ce niveau.

De ces insertions, les fibres du vaste externe descendent, les supérieures presque verticalement, les inférieures, nées de la ligne âpre, en contournant le corps du fémur, pour aboutir inférieurement à une lame tendineuse qui devient visible sur la face interne du muscle. A cette aponévrose succède le tendon qui va s'insérer à la base et aux côtés de la rotule.

Bords du vaste externe. — Le bord interne n'est libre que dans sa partie supérieure, là ou s'engagent les vaisseaux qui le séparent du crural ; plus bas, il devient aponévrotique et se réunit au bord externe du vaste interne, au niveau et un peu au-dessus du tendon commun. — Le bord externe apparaît *au-dessous du milieu de la cuisse*, qu'il traverse obliquement à la jonction du tiers inférieur avec les deux tiers supérieurs : on aperçoit au-dessous de lui les fibres les plus internes du muscle crural (C) qui déborde ainsi le vaste externe pour devenir sous-cutané. L'interstice entre les deux muscles est souvent occupé par une traînée graisseuse ; mais, en l'absence de celle-ci, on arrive à le trouver en considérant l'obliquité différente des fibres musculaires appartenant à chacun de ces muscles. J'insiste sur ce point ; car cette portion du crural, qui paraît continuer, sur la face externe de la cuisse, la masse du vaste externe, est souvent décrite comme appartenant au vaste externe, alors qu'elle appartient manifestement au crural.

Il est une particularité du vaste externe sur laquelle il importe d'appeler l'attention. Le bord interne du muscle est formé par l'accolement de deux lamelles. En poursuivant l'interstice celluleux qui sépare ces deux lamelles, on arrive aisément à dédoubler en partie le vaste externe. Il suffit, pour cela, de suivre les vaisseaux dans l'intérieur du corps charnu. Sur quelques sujets, ce dédoublement est très accentué (Voy. *fig.* 1).

Vaste interne (V I, *fig.* 2). — A première vue ce muscle paraît confondu avec le crural; mais en réalité les deux muscles, qui échangent en bas de nombreux faisceaux charnus, sont séparés par toute la face interne du fémur, libre de toute insertion musculaire sur toute sa hauteur et sur presque toute sa largeur.

Pour trouver cette séparation et préparer les deux muscles, il suffit d'inciser verticalement jusqu'au fémur le tiers inférieur du vaste interne : l'incision tombera sur la face interne du fémur, qu'il suffira de suivre pour distinguer et séparer les deux muscles (*Fig.* 3).

Moins volumineux que l'externe, le corps charnu du vaste interne est formé de fibres qui contournent le fémur en se dirigeant obliquement de haut en bas et d'arrière en avant.

Il s'insère à *toute l'étendue de la lèvre interne de la ligne âpre.* On sait qu'en haut la ligne âpre se trifurque : la branche externe qui se dirige en dehors donne insertion au grand fessier et plus haut au vaste externe ; la branche moyenne, qui monte vers le petit trochanter, donne insertion au pectiné; la branche interne traverse très obliquement la face interne du fémur pour gagner le tubercule inférieur de la ligne oblique (inertrochantérienne antérieure); quelques anatomistes désignent cette branche sous le nom, très convenable, de *ligne spirale.*

Je répète que le vaste interne s'insère à la lèvre interne de la ligne âpre continuée en haut par la ligne spirale jusqu'au tubercule qui donne insertion au faisceau vertical du ligament de Bertin. Le plus ordinairement le vaste interne ne prend point d'autre insertion ; il est rare de voir quelques-unes de ses fibres charnues naître de la face interne du fémur. En bas quelques faisceaux charnus s'insèrent sur le tendon du troisième adducteur et la cloison intermusculaire interne.

Les insertions du vaste interne à la ligne âpre se font par une aponévrose qui contracte de solides adhérences avec celle des adducteurs. Les fibres charnues naissent de celle des faces de l'aponévrose qui regarde l'os.

Le tendon inférieur du vaste interne commence dans l'intérieur du muscle et reçoit d'abord les fibres charnues par ses deux faces; plus bas, il devient libre et s'unit au feuillet tendineux du crural. Cependant, ces deux tendons n'étant unis que par un tissu celluleux, on arrive à les séparer et l'on voit que le tendon propre au vaste interne entrecroise ses fibres supérieures avec le tendon du vaste externe, tandis que les inférieures vont s'insérer à la base et au côté interne de la rotule.

R. Williams, qui a vu que la face interne du fémur était toujours libre d'insertions musculaires et formait une séparation parfaite entre le vaste interne et le crural, signale encore un petit rameau nerveux qui descend entre les deux muscles, le long du bord interne du fémur, pour se rendre dans les fibres les plus inférieures du crural. Si j'en crois mes recherches, ce rameau, fort grêle, est constant ; mais il est quelquefois situé plus en dehors, sur le corps même du crural (*Fig.* 2).

Crural (CC', *fig.*1).— **Entre le vaste interne et le vaste** externe, demeurés en place, on aperçoit une partie de l'aponévrose du muscle crural; si l'on vient à rejeter de chaque côté les corps charnus des muscles précédents, le crural se dégage et apparaît recouvrant les faces antérieure et externe du fémur. Sa face antérieure présente une large aponévrose d'insertion : il est fa-

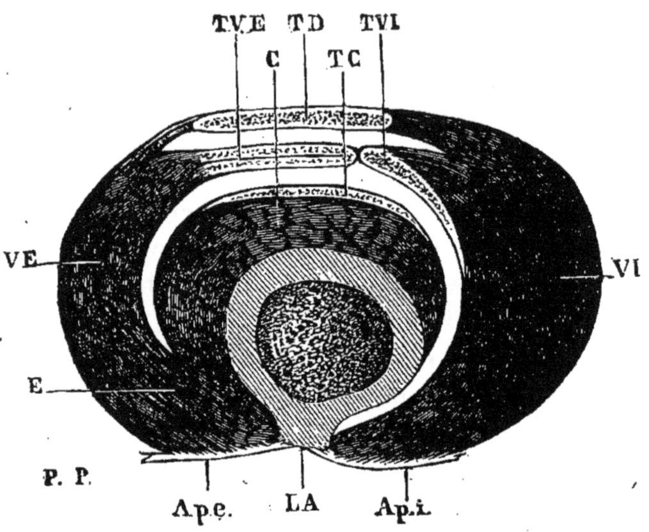

Fig. 3. — Coupe demi-schématique du quadriceps : VE, vaste externe. — TVE, tendon du vaste externe. — VI, vaste interne. — TVI, tendon du vaste interne. — C, crural. — TC, tendon du crural. — Ape, Api, aponévroses intermusculaires externe et interne. — LA, ligne âpre.

cile de décoller avec le doigt cette aponévrose des fibres musculaires du vaste externe; mais cette séparation, très facile en haut, devient plus difficile en bas, où les deux muscles sont réunis par d'épais faisceaux charnus : c'est en ce point aussi que le crural passe sous le bord inférieur du vaste externe pour devenir sous-cutané à la partie inférieure et externe de la cuisse.

Le crural s'insère par des fibres charnues à la face antérieure, à la face externe, aux bords interne et externe du fémur. En haut et en avant, ses insertions sont généralement séparées de celles des vastes par une bande osseuse large de 5 à 10 mill.; quelquefois cependant les insertions se rapprochent davantage, ou deviennent contiguës. En dehors, les insertions commencent un peu moins haut ; elles occupent toute la face externe de l'os et vont presque à la ligne âpre, au contact des insertions du vaste externe. En dedans, le crural est séparé du vaste interne par la face interne de l'os. Le bord interne du fémur forme la limite des insertions du crural qui n'empiète que très rarement sur la face interne de l'os (je ne crains pas d'insister sur ce point que la *fig.* 2 met bien en évidence).

On sait que le vaste externe ne s'attache qu'à la moitié supérieure de la lèvre externe de la ligne âpre : dans sa moitié inférieure cette lèvre appartient au crural qui y prend insertion ainsi qu'à la partie correspondante de l'aponévrose intermusculaire externe. La portion du crural qui s'insère en ces points est celle qui se dégage du bord inférieur du vaste externe en *paraissant* continuer la masse de celui-ci ; j'ai noté plus haut l'interstice, quelquefois graisseux, qui sépare les deux muscles en ce point.

De ces insertions les fibres du crural descendent, les antérieures verticalement, les internes obliquement, les externes et inférieures plus obliquement, vers un tendon qui continue l'aponévrose antérieure du muscle. Sur les côtés, les faisceaux charnus descendent très bas, jusqu'à la rotule, surtout en dehors.

Le tendon du crural, né de l'aponévrose antérieure du muscle est mince et large : un peu au-dessus de la rotule son bord externe s'unit au feuillet tendineux interne du vaste externe ; son bord interne s'unit bien moins intimement au tendon du vaste interne. Toujours on peut suivre le tendon du crural jusqu'à la base de la rotule.

Le muscle crural est composé de lamelles musculaires, superposées concentriquement à la diaphyse fémorale. Williams, qui a vu ces lamelles nettement séparées à leur insertion, les désigne sous le nom d'*arcs cruraux*. A la vérité, je n'ai jamais constaté leur séparation d'une manière évidente. La plus inférieure de ces lamelles, seule, est toujours séparée du reste du muscle par un Λ osseux, large d'un centimètre environ ; cette lamelle constitue le muscle sous-crural—(Dupré).

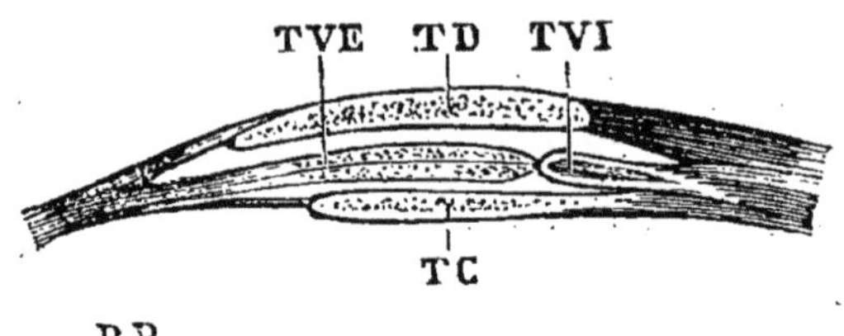

Fig. 4. — Coupe du tendon rotulien à 3 centimètres au-dessus de la rotule. — TD, tendon du droit antérieur — TVE, tendon du vaste externe. — TVI, tendon du vaste interne. — TC, tendon du crural.

Muscle sous-crural (subcruralis, articularis genu). — Il est constitué par la lamelle inférieure et profonde du crural. Rarement il prend l'aspect d'une lame musculaire compacte : le plus souvent il est formé de faisceaux charnus épars dans un tissu cellulo-graisseux. Il n'y aurait pas lieu de le séparer du crural, s'il ne s'en distinguait par ses insertions inférieures. En effet, les fibres ne se rendent point au tendon plat qui reçoit les autres fibres du crural ; elles se terminent en s'éparpillant sur la partie supérieure de la capsule articulaire, si mince en ce point. Isenflamm, Rosenmüller, et après eux Theile, ont remarqué que les fibres musculaires du sous-crural se répartissaient ordinairement en deux faisceaux latéraux distincts, dont l'interne a coutume d'être plus considérable que l'externe ou antérieur.

Insertion rotulienne du quadriceps crural (*fig.* 3, 4, 5, 6). — Les quatre portions du quadriceps crural se réunissent, à quelques centimètres au-dessus de la rotule, en un tendon commun, le tendon rotulien. Mais la fusion n'est qu'apparente : les tendons des quatre muscles se sont accolés plutôt que soudés, et une dissection un peu attentive les sépare facilement. En réalité, le tendon rotulien est constitué par trois couches tendineuses : une couche superficielle formée par le tendon du droit antérieur (T D), une moyenne formée par les tendons réunis des vastes (T V E — T V I), et une postérieure ou profonde formée par le tendon du

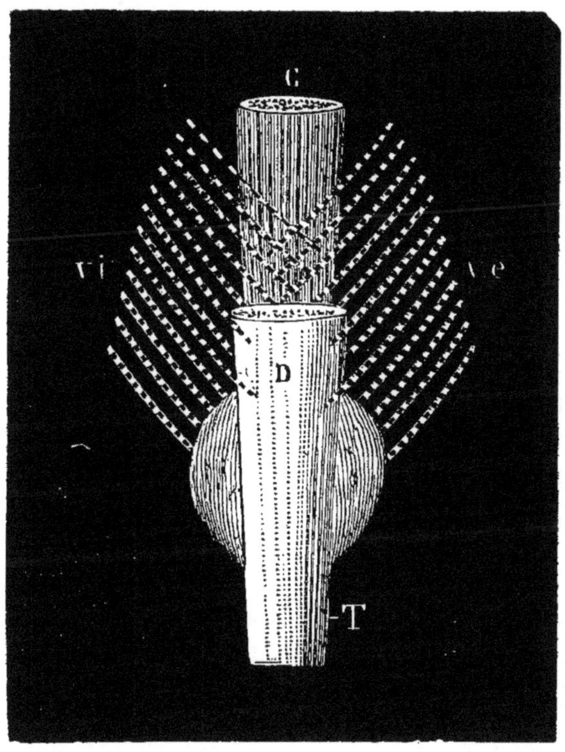

Fig. 5. — Schéma des insertions rotuliennes du quadriceps crural. — C, tendon du crural. — VI, VE, tendons réunis des vastes. — D, tendon du droit antérieur.

crural (T C). Ces couches sont assez intimement unies, sur leurs bords, par l'intrication des fibres tendineuses, mais leurs faces ne sont maintenues adhérentes que par un tissu cellulaire peu dense, creusé de grandes cavités ; avec le manche du scalpel, il est facile de les séparer. — Assez souvent on trouve entre ces couches tendineuses de véritables bourses muqueuses : Theile, et bien d'autres, ont noté leur présence ; je les ai signalées comme assez fréquentes dans un travail sur *les bourses séreuses du genou*. (Arch. gén. de méd., 1886). Je crois que, sous l'influence des manœuvres habituelles à certaines professions (cordonniers), elles peuvent se développer et donner lieu à des tumeurs intratendineuses inflammatoires ou chroniques.

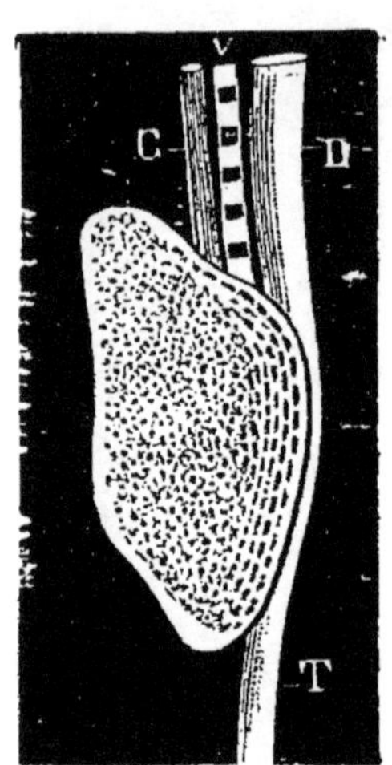

Fig. 6 — Coupe schématique des insertions rotuliennes du quadriceps crural. — D, couche superficielle formée par le tendon du droit antérieur. — V, couche moyenne formée par les tendons réunis des vastes, — C, couche profonde formée par le tendon du crural. — T. Ligament rotulien.

Pour bien mettre en évidence la structure du tendon rotulien et la superposition des trois couches tendineuses qui le composent, la dissection est suffisante ; mais cette dissection deviendra plus facile si l'on a fait au préalable macérer le tendon et la moitié inférieure du muscle dans une solution faible d'acide acétique ou de potasse. Alors, en séparant les plans fibreux avec le manche du scalpel, on constatera aisément l'insertion de chacune des quatre portions du quadriceps.

1° Le *droit antérieur* s'insère par son tendon élargi et mince : *a*) au bord antérieur de la base de la rotule ; *b*) au tiers supérieur de la face antérieure de cet os. Ses fibres les plus superficielles se continuent avec les fibres superficielles du ligament rotulien et vont avec celles-ci s'insérer à la tubérosité antérieure du tibia.

2° Le *vaste interne et le vaste externe* unissent leurs tendons à quelques centimètres au-dessus de la rotule par un V tendineux, dont le sommet forme, en s'élargissant, un large feuillet fibreux, commun aux deux muscles et qui va s'insérer à la base rotulienne, immédiatement en arrière du tendon du droit antérieur. — Les fibres charnues des deux vastes ne se rendent pas toutes à ce tendon : les plus superficielles s'insèrent aux bords du tendon du droit antérieur ; les inférieures vont s'associer par de courtes fibres tendineuses à la moitié supérieure des bords de la rotule.

3° Enfin, le tendon large et mince du *crural* s'insère à la base de la rotule, derrière le tendon commun aux deux vastes, formant ainsi la couche profonde du tendon rotulien.

Anatomie comparée. — Le droit antérieur des Mammifères possède ordinairement deux tendons d'origine : l'un réfléchi, l'autre direct. Toutefois, celui des Rongeurs et du Kangourou n'a qu'un seul tendon, le *réfléchi* (Sabatier, de Montpellier). Celui du Chien n'a également qu'un seul tendon ; c'est le *direct* (Girard). D'après MM. Chauveau et Arloing, celui du Mouton n'a aussi qu'un seul tendon ; mais ces deux auteurs n'indiquant point les insertions de ce tendon unique, il nous est impossible de savoir s'il s'agit du direct, du réfléchi, ou bien de ces deux tendons fusionnés. Enfin, le droit antérieur des oiseaux n'a qu'un seul tendon, le *direct* Sabatier, de Montpellier).

Le *triceps fémoral* de la Grenouille, dit Cuvier, est représenté par deux portions bien distinctes : 1° le *vaste interne* ; 2° le *vaste externe* et le *crural* qui ne forment manifestement qu'une seule portion. D'après Alix, le Monitor (Reptile de l'ordre des Sauriens) a un *vaste interne* et un *vaste externe*. Le premier, inséré sur les 2/3 inférieurs de la face interne du fémur, ne s'unit à la masse commune que très près de l'articulation du genou ; le second, recouvrant les faces externe et antérieure du fémur, représente le *vaste externe* et le *crural*.

D'après ce même auteur, le *vaste interne* des Oiseaux se distingue toujours nettement ; mais le *vaste externe* et le *crural* sont confondus chez les Perroquets, les Rapaces et le Cygne. Chez les Gallinacés, le *vaste externe* se distingue difficilement du *crural* ; il s'en sépare mieux chez les Pigeons ; enfin, chez la Mouette et le Chevalier le *vaste interne*, le *vaste externe* et le *crural* forment trois portions bien distinctes. Toutefois, le *vaste interne* est de beaucoup le plus complètement isolé.

Chez les Mammifères, CUVIER décrit un *vaste interne*, un *vaste externe* et un *crural*. GIRARD sépare aussi ces trois portions chez le Cheval et les Mammifères domestiques. Mais MM. CHAUVEAU et ARLOING, s'inspirant, comme ils le disent, de la description de CRUVEILHIER, ne donnent au triceps qu'un *vaste interne* et un *vaste externe*. Toutefois, au lieu de rattacher entièrement le *crural* au *vaste interne*, comme l'a fait leur modèle, ils le confondent moitié avec le *vaste interne*, moitié avec le *vaste externe*.

Je pense qu'il y aurait quelque intérêt à reprendre les études d'anatomie comparée, notamment en ce qui touche le dédoublement si fréquent du vaste externe. — Si j'en crois mes recherches sur le Chien et le Blaireau, le tendon unique (?) du droit antérieur, que GIRARD a rencontré chez le Chien, est un tendon double comme celui de l'Homme ; mais les branches de la bifurcation sont tellement rapprochées qu'elles paraissent n'en faire qu'une. On remarquera encore que, chez les animaux qui présentent une fusion de deux des trois portions du triceps, c'est le vaste externe qui s'unit au crural, et jamais le vaste interne, lequel demeure toujours, et très nettement, séparé du crural.

Le Vaste externe du Lapin est formé par deux portions, l'une superficielle, l'autre profonde. Inférieurement ces deux portions se confondent avec le bord externe du Couturier.

Le Vaste interne se réunit inférieurement au bord interne du Couturier.

De sorte que ces trois muscles Vaste externe, Couturier et Vaste interne, constituent une gaine musculeuse entourant les muscles Droit antérieur et Crural.

Le Droit antérieur forme un plan moyen, parfaitement distinct, et interposé entre le Crural et la gaîne musculeuse des Vastes et du Couturier.

Quant au Crural, inséré sur la face antérieure du fémur, il occupe le plan le plus profond; il est aussi bien isolé du Vaste externe que du Vaste interne et du Droit antérieur.

Ce n'est qu'au voisinage de la rotule qu'a lieu la fusion des trois plans en une masse commune représentant :

1° Les deux portions du Vaste externe ;
2° Le Couturier;
3° Le Vaste interne;
4° Le Droit antérieur;
5° Le Crural.

Je noterai encore ceci : tandis que la portion superficielle du Vaste externe, le Vaste interne et le Droit antérieur sont des muscles pâles, la portion profonde du Vaste externe et le Crural sont, au contraire, des muscles rouges.

On a souvent comparé l'Extenseur de l'avant-bras à l'Extenseur de la jambe. D'après l'opinion habituellement courante, la Longue portion, le Vaste externe et le Vaste interne du premier de ces muscles auraient pour homotypes le Droit antérieur, le Vaste externe et le Vaste interne du deuxième. Or, ces trois déterminations sont inexactes.

M. le professeur A. Sabatier (de Montpellier) a, en effet, démontré d'une façon pour ainsi dire mathématique, que le Long triceps brachial a pour homotype le Long biceps crural, tandis que l'homotype du Droit antérieur est représenté par une portion du Long biceps brachial.

Quant au Vaste externe brachial, situé du côté du pouce, il répond au Vaste interne crural placé du côté du gros orteil.

Enfin, au Vaste interne brachial, situé du côté du petit doigt, correspondent le Vaste externe crural et le Crural proprement dit, placés du côté du petit orteil. Le Crural doit être considéré comme un dédoublement du Vaste externe.

L'Extenseur de l'avant-bras n'est donc que partiellement l'homotype de l'Extenseur de la jambe.

A ces déterminations on pourrait objecter que les Vastes brachiaux s'insérant sur le cubitus, os situé du côté du petit doigt, ne peuvent avoir pour homotypes les Vastes cruraux qui se terminent sur le tibia, os situé du côté du gros orteil.

Mais les Vastes vont primitivement aux deux os de l'avant-bras (*radius* et cubitus) et de la jambe (tibia et *péroné*). Comme par la suite, le cubitus devient prédominant au coude, tandis que le tibia devient prédominant au genou, les Vastes des deux membres perdent leur insertion sur l'os le moins important (*radius*, *péroné*) et ne conservent que celle qui correspond à l'os prédominant (cubitus, tibia).

PARIS. — IMP. V. GOUPY ET JOURDAN, RUE DE RENNES, 71.

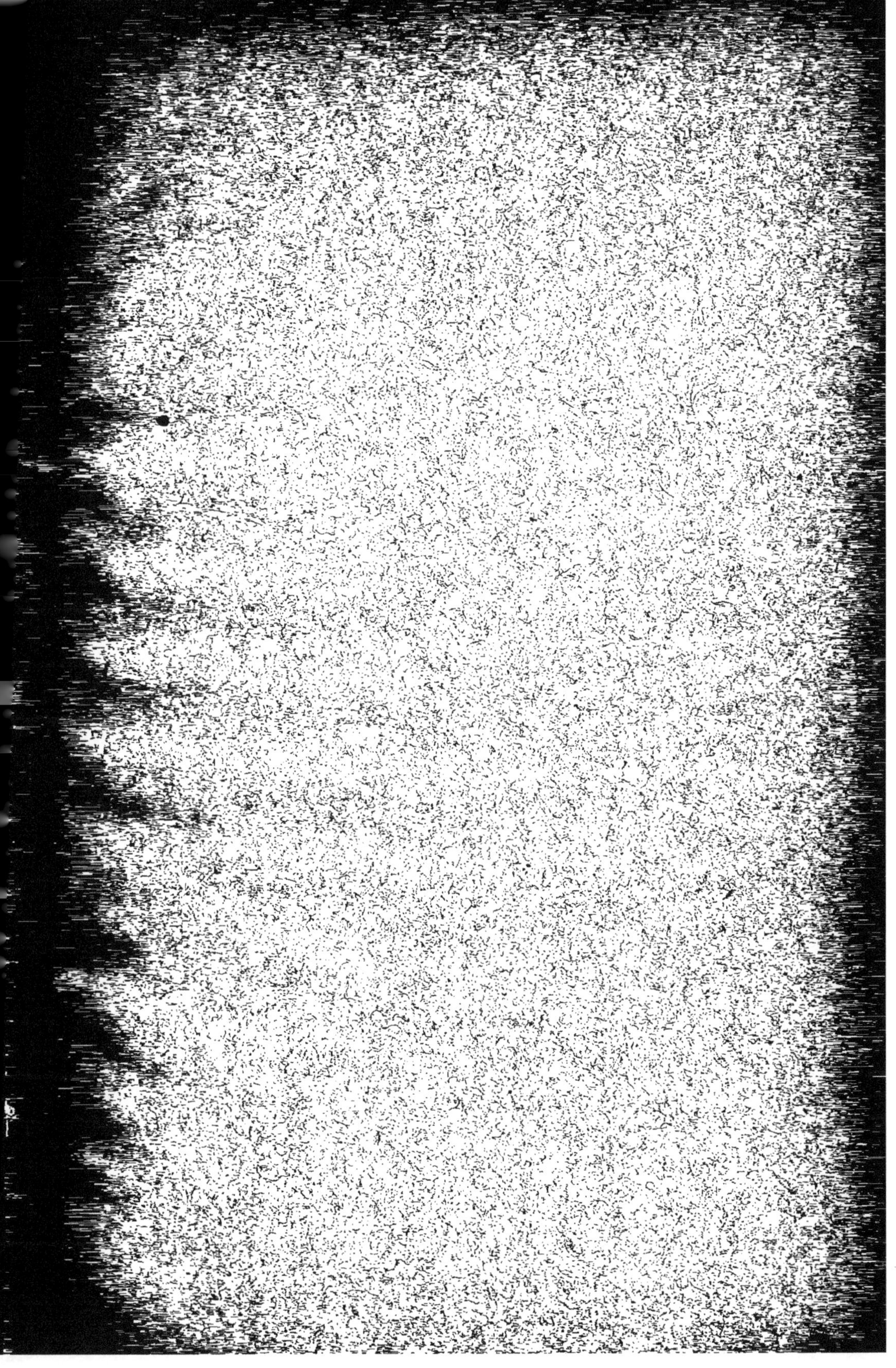

www.ingramcontent.com/pod-product-compliance
Ingram Content Group UK Ltd.
Pitfield, Milton Keynes, MK11 3LW, UK
UKHW012306240726
13966UKWH00004B/1687